Jaspers Reise zu den Yoga-Tieren

Für alle kleinen Yogis und Yoginis da draußen...

Originalausgabe

Umschlagbild: Sharmi Trivedi
Printed in Europe
ISBN 978-3-938531-76-1

www.autumnus-verlag.de

Inga Bohnekamp

Jaspers Reise zu den Yoga-Tieren

Mit Bildern von Sharmi Trivedi

Der kleine Jasper saß in seinem Zimmer und war ein bisschen traurig. Er hatte so viel von Yoga reden gehört und wie viel Spaß es macht, aber er verstand einfach nicht, was Yoga eigentlich ist ...
So ein komisches Wort! Klang wie Yo-Yo ... oder Yoghurt...
Und so komische Verrenkungen. Das hatte er bei Mama gesehen ...
Und alle Verrenkungen hatten Tiernamen ...

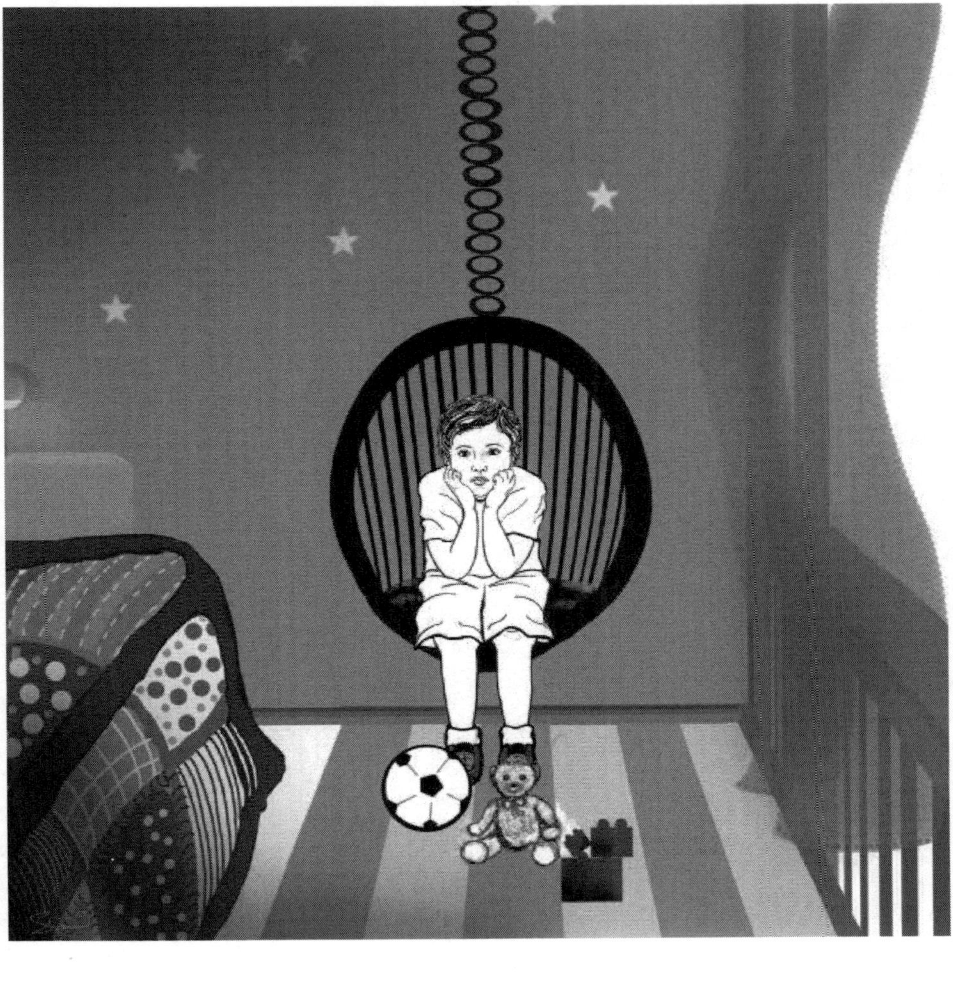

Hey! Das brachte ihn auf eine Idee.
Er entschloss sich, eine Reise ins Tier-Land zu unternehmen. Er wollte alle Tiere, die er dort traf, fragen, was Yoga ist. Vielleicht würde er es dann selber bald wissen.

Direkt vor seinem Haus traf er die Schnecke, die langsam mit ihrem Häuschen auf dem Rücken den Weg entlang kroch. „Schnecke“, rief der kleine Jasper, „weißt du, was Yoga ist?“

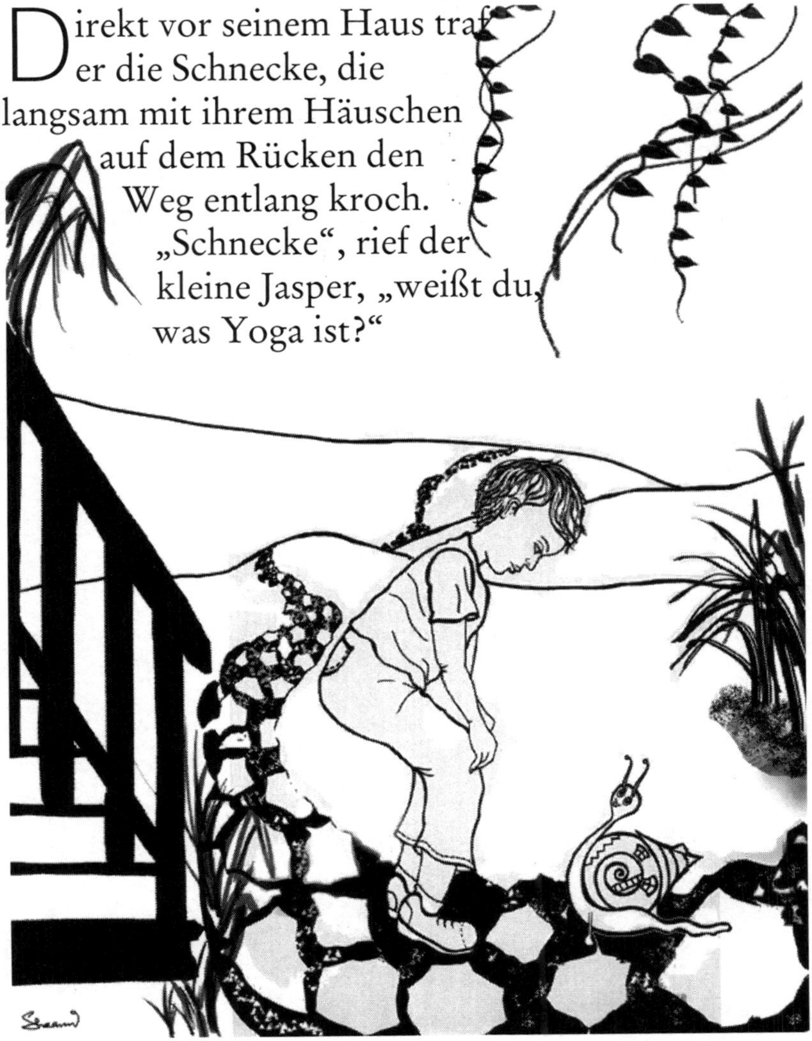

Klar! Yoga ist, sich bei sich selber zu Hause zu fühlen!", sagte die Schnecke und kroch langsam weiter des Weges.

Jasper blickte ihr etwas verwirrt nach. Das war kompliziert! Klang aber auch irgendwie spannend. Er wollte weitersuchen.

Als nächstes traf Jasper auf die wilden Affen, die im Wald von Baum zu Baum turnten. „He, ihr Affen da oben“, rief er, „wisst ihr, was Yoga ist?“

„Klar!“, riefen die Affen, „Yoga ist, wenn man herumturnt und balanciert. Es macht ganz viel Spaß!“

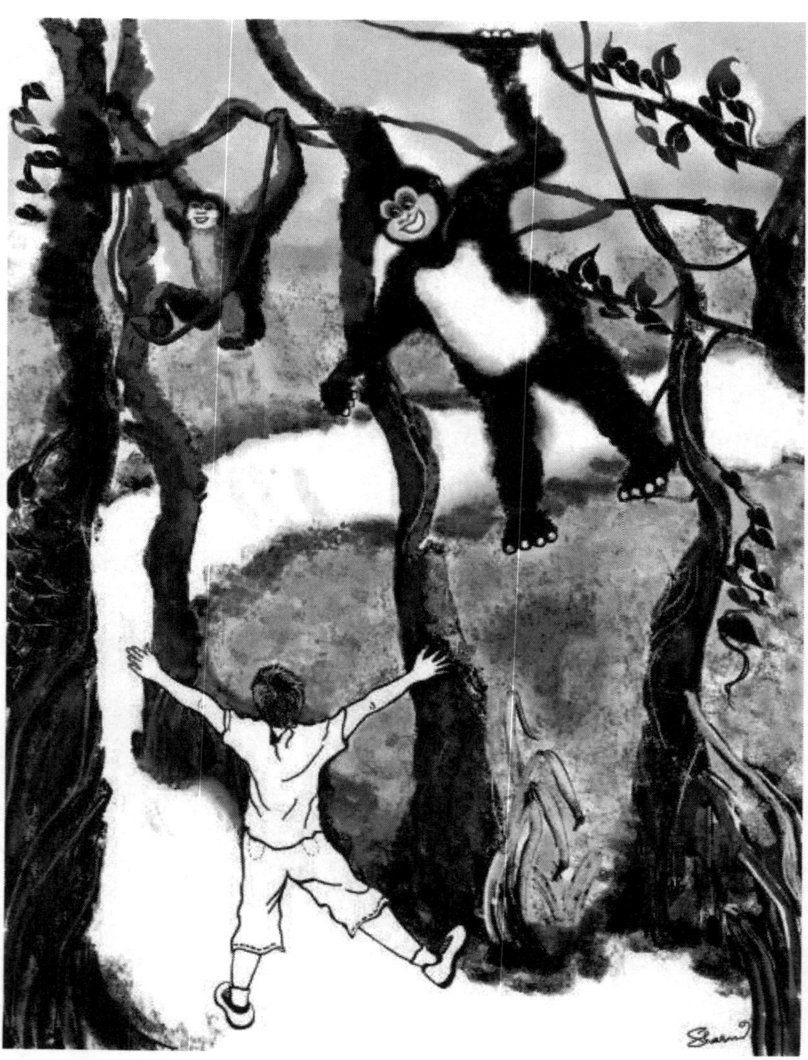

Jasper lachte, weil die Affen so lustig aussahen. Er machte es ihnen nach, turnte herum, balancierte auf einem Bein und streckte die Arme in verschiedene Richtungen. Er lachte immer mehr, es machte wirklich riesig Spaß!

Nach einer Weile schaute er sich ganz genau um und entdeckte die kleine Raupe, die am gleichen Baum den Baumstamm hinauf kroch.
„Hey kleine Raupe, sei gegrüßt! Weißt du, was Yoga ist?"
Die kleine Raupe unterbrach kurz und schaute ihn an:
„Klar! Yoga ist, sich gaaanz lang zu strecken und zu recken.
Schau doch mal, wie ich das mache."

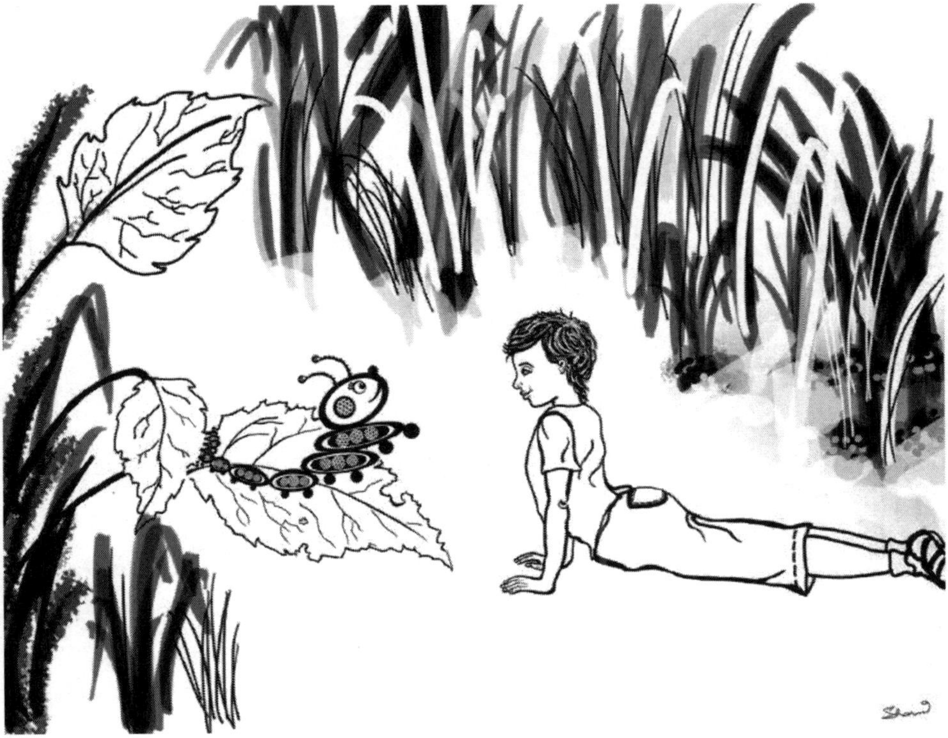

Der kleine Jasper schaute und begann dabei ganz automatisch, sich selbst zu strecken und zu recken. Das fühlte sich toll an! So konnte er sich viel länger machen.

Als er sich umdrehte, entdeckte Jasper den Igel, der ihm interessiert zusah. „Hey, Igel“, rief er fröhlich, „schau, ich mache Yoga!“

„Ja“, sagte der Igel, „das sehe ich. Auch das ist Yoga: Sich strecken und wieder zusammenkugeln. So mache ich das immer.“

Jasper kugelte sich zusammen wie der Igel und fühlte sich dabei ganz sicher. Als hätte er nun wie der Igel einen Stachelumhang um sich herum, der ihn vor allem beschützt.

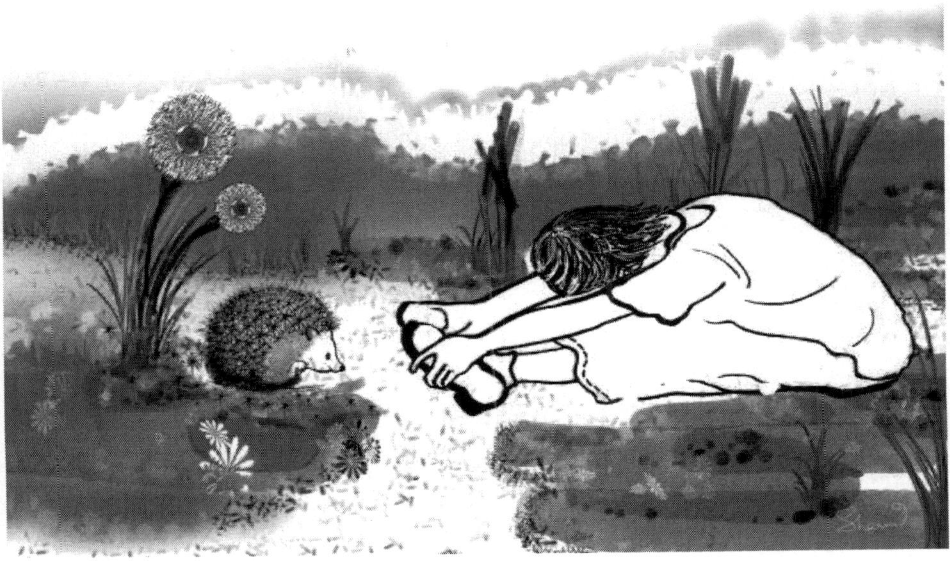

Der kleine Jasper war froh. Nun hatte er schon viele Antworten erhalten, dabei neue Freunde gefunden und eine Menge Spaß gehabt. Er fühlte sich jetzt gar nicht mehr so traurig wie zu Beginn seiner Reise.

Nach einer Weile traf er auf einen riesigen Löwen. Bereits von weitem hatte er ihn brüllen gehört - laut und mächtig. Nun stand er vor ihm. Jasper hatte Angst und überlegte, ob er sich wie der Igel zusammenkugeln sollte. Aber dann bemerkte er, dass der Löwe ihn freundlich ansah. „Hallo“, stotterte er, „ich bin der Jasper. Ich bin auf einer großen Reise, weil ich herausfinden möchte, was Yoga ist.“

Hast Du eben gesehen, wie ich mich ganz groß und stark aufgebaut und laut gebrüllt habe?" „Jaaaa", sagte Japser etwas verwirrt, „aber ist das Yoga?" „Nun", sagte der Löwe, „probier es doch einmal."
Jasper machte sich groß und stellte sich so hin, dass er den Boden fest unter seinen Füßen fühlte. Dann atmete er tief ein und brüllte so laut er konnte. Wow! Er fühlte sich mächtig und stark. „Schau", sagte der Löwe und lächelte, „mit Yoga kannst du so groß und stark sein wie ich." Das fand Jasper richtig gut.*

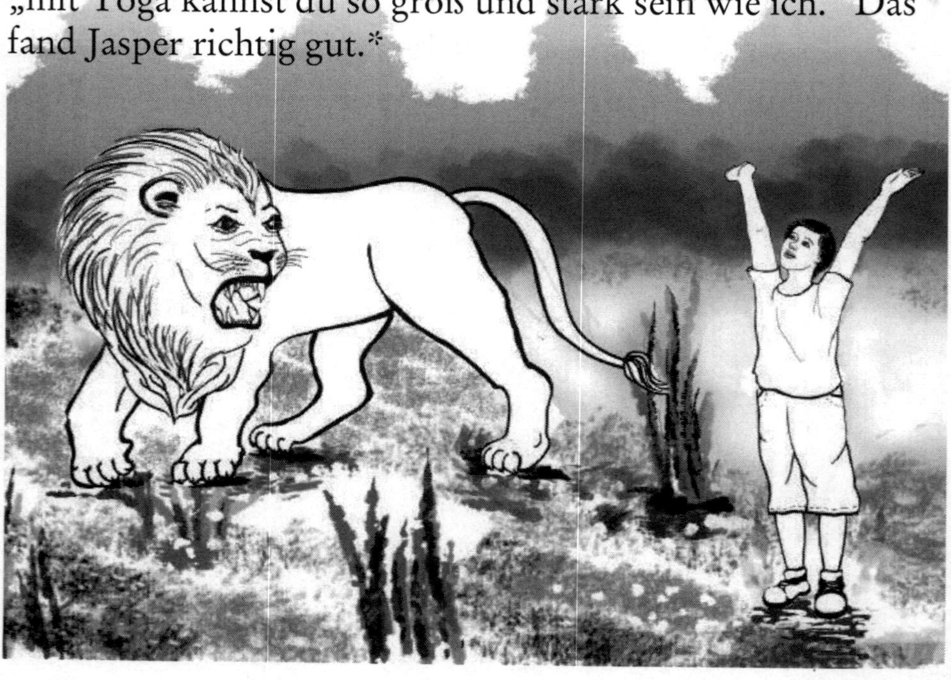

* Denn weißt Du was? Manchmal fühlte Jasper sich nämlich gar nicht stark, vor allem, wenn ihn in der Schule jemand ärgerte.

Er beschloss, zum Meer zu laufen und zu schauen, ob er noch mehr Tiere treffen würde, die er fragen konnte. Am Meer traf er den großen Wal, der gerade auftauchte und die ganze Luft aus seinem Blasloch herauspustete, so dass eine riesige Wasserfontäne in die Höhe spritzte.

Der kleine Jasper lachte: „Wal, machst du etwa auch Yoga?“

„Klar!“, lachte der Wal, „Yoga, das ist ganz tief einatmen und ganz tief wieder ausatmen! Probier's doch auch mal!“

Der kleine Jasper atmete tiiiief ein, bis sich sein Bauch aufgeblasen hatte wie ein Luftballon. Dann seufzte er und pustete die ganz Luft wieder heraus. Zwar kam dabei keine Wasserfontäne zustande wie beim Wal, aber es fühlte sich toll an.

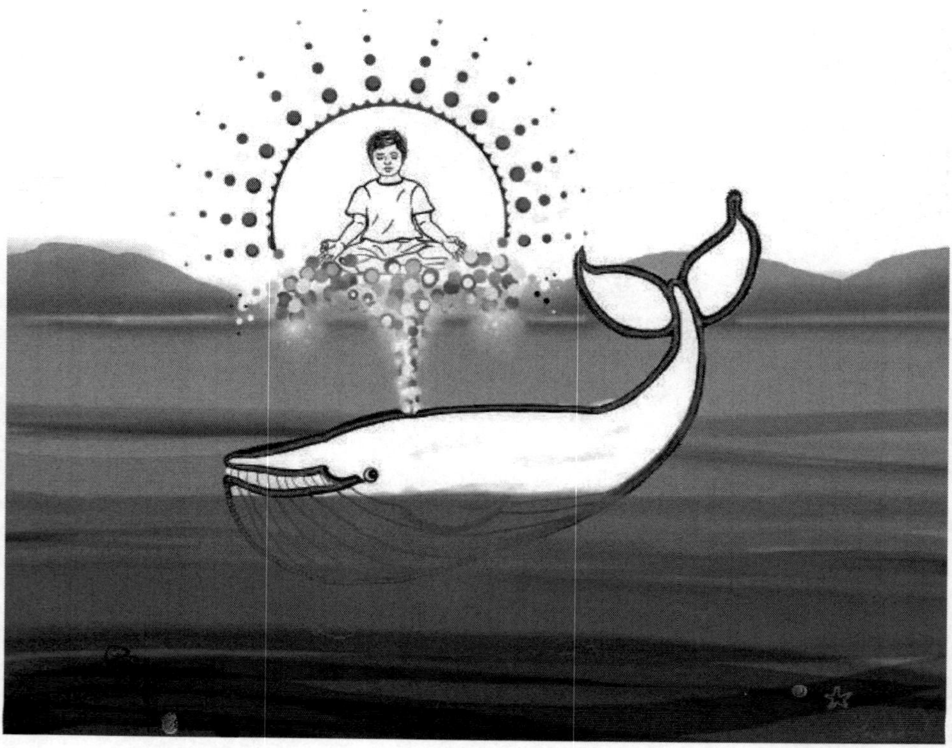

Nachdem er die tiefe Wal-Atmung ausprobiert hatte, fühlte sich Jaspers Bauch ganz warm und kribbelig-gemütlich an. Er beschloss, noch bis zu den Eisschollen in der Antarktis weiterzulaufen. Schon von weitem erkannte er dort die Pinguinfamilie, die eng aneinandergekuschelt auf einer Eisscholle stand. „Hallo Pinguine", rief er fröhlich, „ich habe eine lange Reise unternommen, um herauszufinden, was Yoga ist. Nun frage ich euch: Wisst ihr, was Yoga ist?"

Hallo Jasper! Toll, dass du so weit gegangen bist, um Antworten auf deine Frage zu finden! Für uns bedeutet Yoga, Wärme und Liebe mit anderen zu teilen“, sagte die Pinguinmama und lächelte, „komm doch ein wenig zu uns, wenn dir kalt ist!“

Erst jetzt merkte Jasper, dass ihm ganz schön kalt war. Schließlich war er ohne seinen Schneeanzug losgegangen. Niemals hätte er gedacht, so weit zu kommen! Er kuschelte sich an die Pinguinfamilie und merkte, wie gemütlich und wohlig warm sich das anfühlte.
„Siehst du“, sagte die Pinguinmama, „nun wärmst du uns und wir wärmen dich. Wenn wir alle zusammenhalten, muss keiner frieren.“

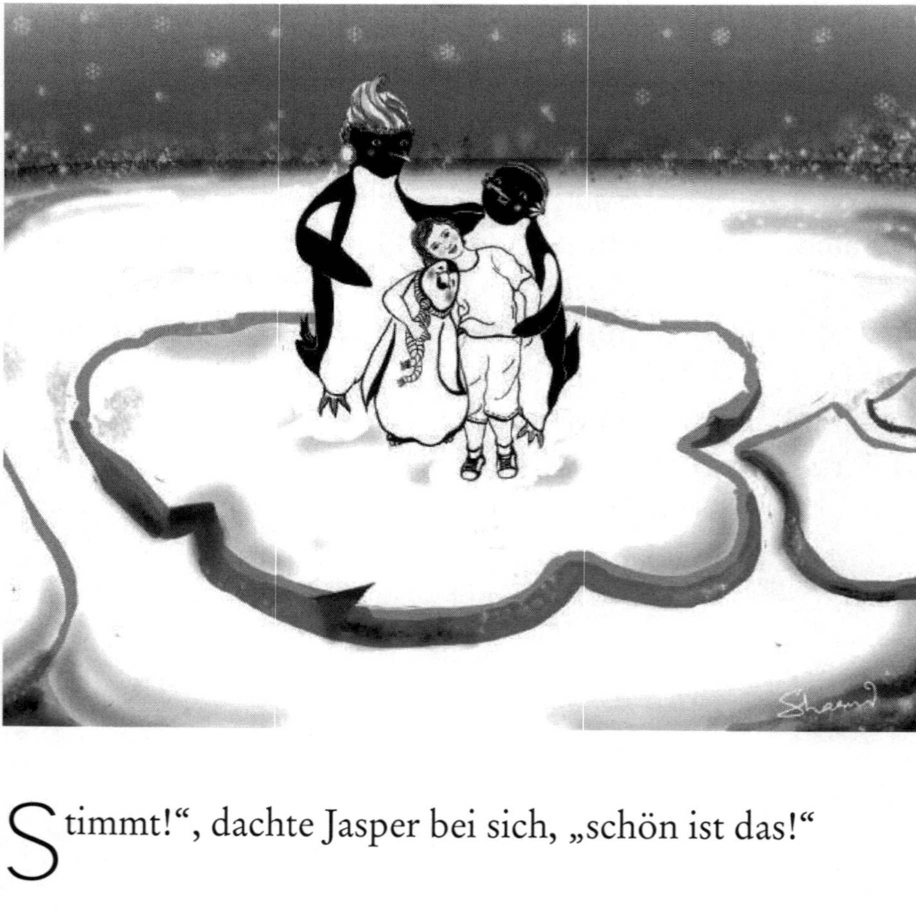

Stimmt!“, dachte Jasper bei sich, „schön ist das!“

Gewärmt und glücklich trat der kleine Jasper schließlich seine weite Heimreise an.
Die Pinguinfamilie winkte ihm lange nach.

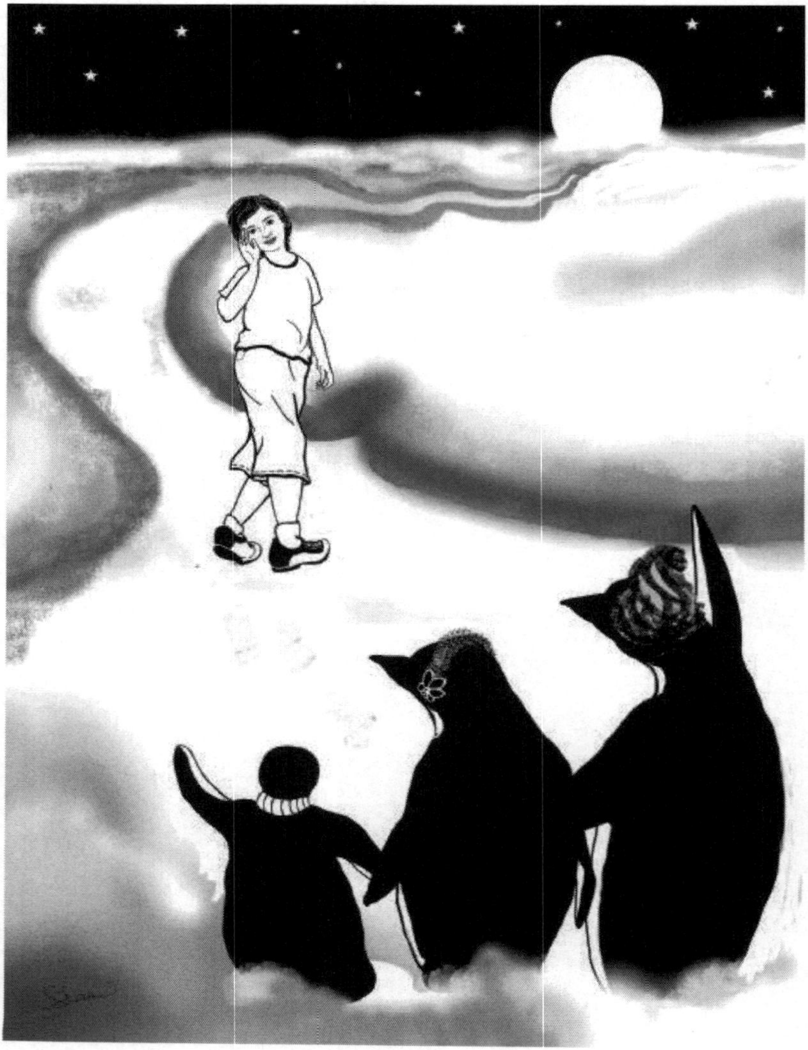

Auf dem Rückweg kam er an all seinen neuen Freunden nochmals vorbei: Dem riesigen Wal, der tief ein- und ausatmete und dessen Bauch sich dabei ganz kribbelig-gemütlich anfühlte, dem starken Löwen, der ganz laut brüllen konnte, dem Igel, der sich zusammenkugelte, wenn er Angst hatte oder seine Ruhe wollte, der kleinen Raupe, die sich immer wieder ganz lang streckte und dann wieder zusammenzog, um voranzukommen, den wilden Affen, die umherturnten, sich in alle Richtungen streckten, balancierten, lachten und so viel Spaß hatten und schließlich der kleinen Schnecke, die sich immer zu Hause fühlte, weil sie ihr Haus bei sich trug.

Alle Tiere winkten dem kleinen Jasper zu, als er vorbeikam, und er nahm sich vor, nichts von all dem, was er auf seiner aufregenden Reise gelernt hatte, zu vergessen. Er wollte seinen Freunden in der Schule davon erzählen und ihnen zeigen, wie man sich kribbelig-gemütlich wie ein großer Wal oder stark wie ein Löwe fühlen konnte.

Der kleine Jasper war glücklich, denn nun hatte er selbst ganz viele Ideen, was Yoga bedeutet.

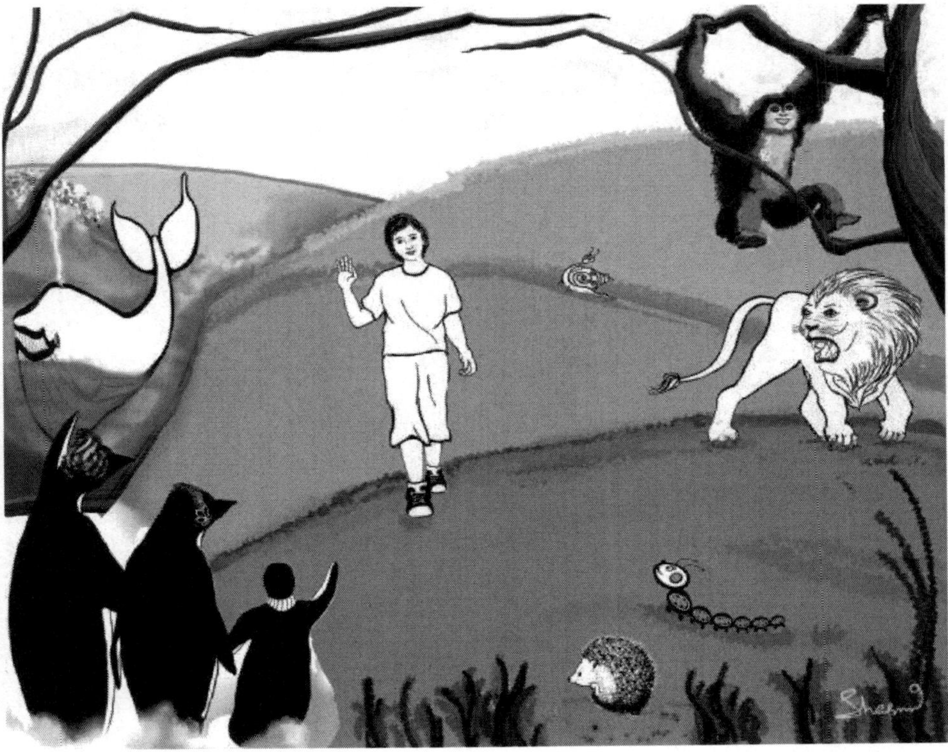

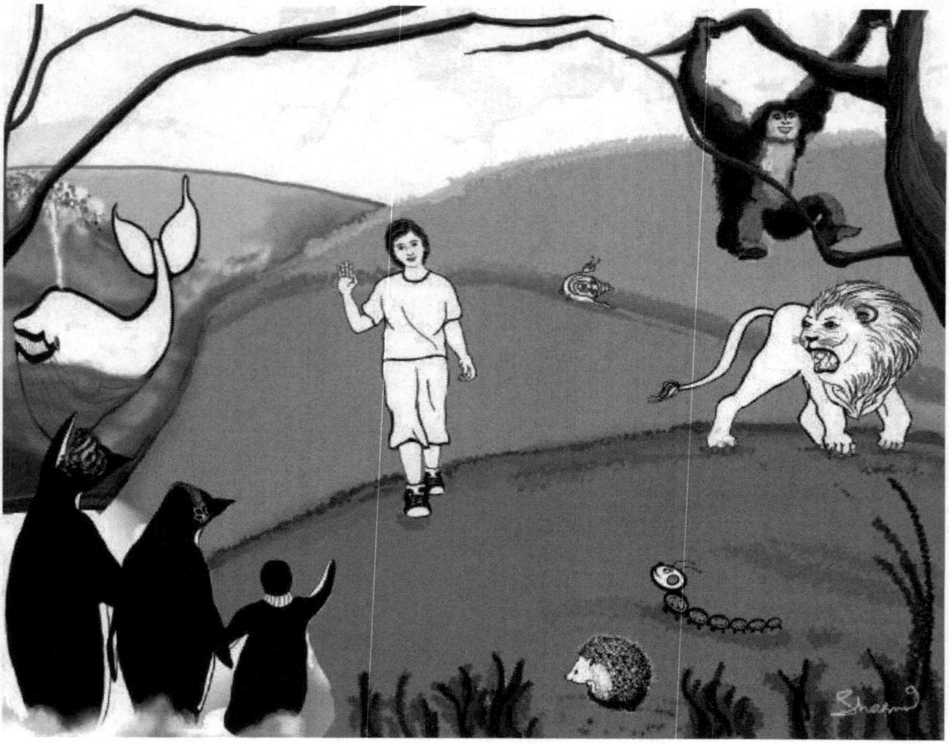

All the animals waved at Jasper as he passed. He decided not to forget a single thing of what he had learned on his exciting journey. He wanted to tell his friends in school about it and show them how to feel tickly-cozy like a huge whale or strong like a lion.

Little Jasper was happy because now he finally had many ideas about what yoga meant.

On his way back Jasper walked past all his new friends again: The huge whale who breathed in and out deeply and whose belly felt tickly-cozy, the brave lion who roared loudly, the hedgehog who curled up into a ball when he was afraid or wanting some calm, the caterpillar who stretched and reached high in order to get further, the wild apes who were frolicking and jumping in the trees, stretching out in different directions, balancing, laughing, having fun, and finally the little snail who always felt at home because she was carrying her house around with her.

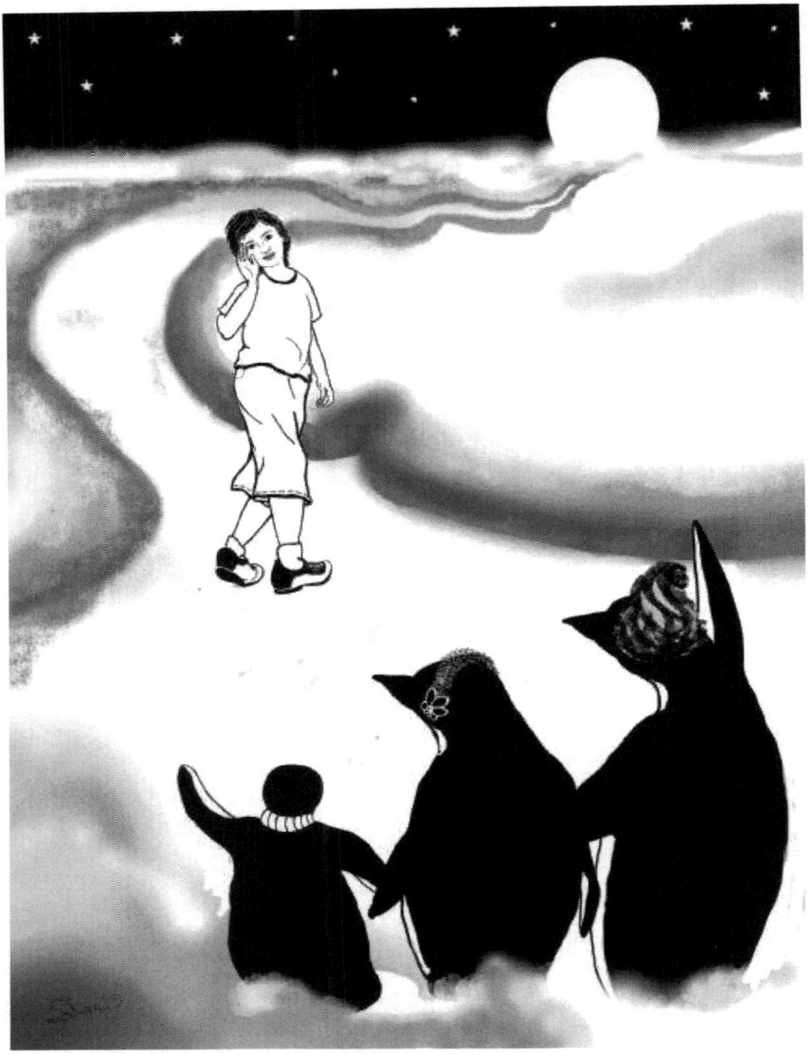

Enveloped in a feeling of warmth and coziness Jasper started his long journey back home. The penguin-family was waving good-bye.

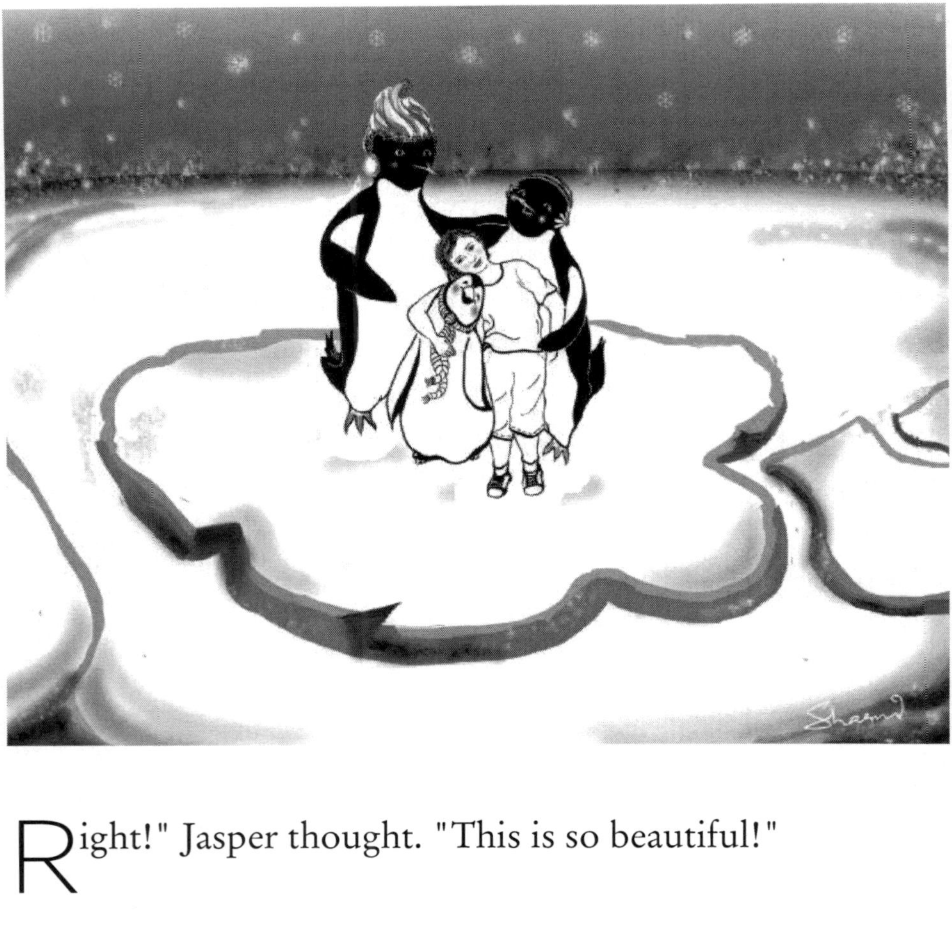

Right!" Jasper thought. "This is so beautiful!"

Only now Jasper realized that he was actually quite cold. No wonder, he had left home without his snowsuit! Never had he thought to make it that far!
He cuddled up against the penguins, soaking in the cozy warmth. "See," said the penguin-mom. "Now you are warming us and we are warming you. Nobody is freezing when we all stay together."

Hello Jasper! We appreciate that you have travelled such a long way in order to find answers to your question! To us, yoga means sharing love and warmth with others," said the penguin-mom and smiled. "Come and cuddle up with us if you're cold!"

After having tried the deep whale breath Jasper's belly felt warm and tickly-cozy. It was like having little butterflies in his stomach.

He decided to continue his journey all the way to the ice floes in the Antarctic. Already from a distance he could see the penguin family cuddled up tightly against one another on an ice floe. "Hello penguins," he shouted, "I have gone on a long journey in order to find out what yoga means. Now I'm asking you: Do you know what yoga means?"

Of course!" the whale laughed. "To me, yoga means breathing DEEPLY in and out. Try it, Jasper!" Little Jasper took a deeeep breath in, blowing up his belly like a balloon. Then he sighed and breathed out all the air he had inhaled. And although there was no water fountain like the whale's it felt great!

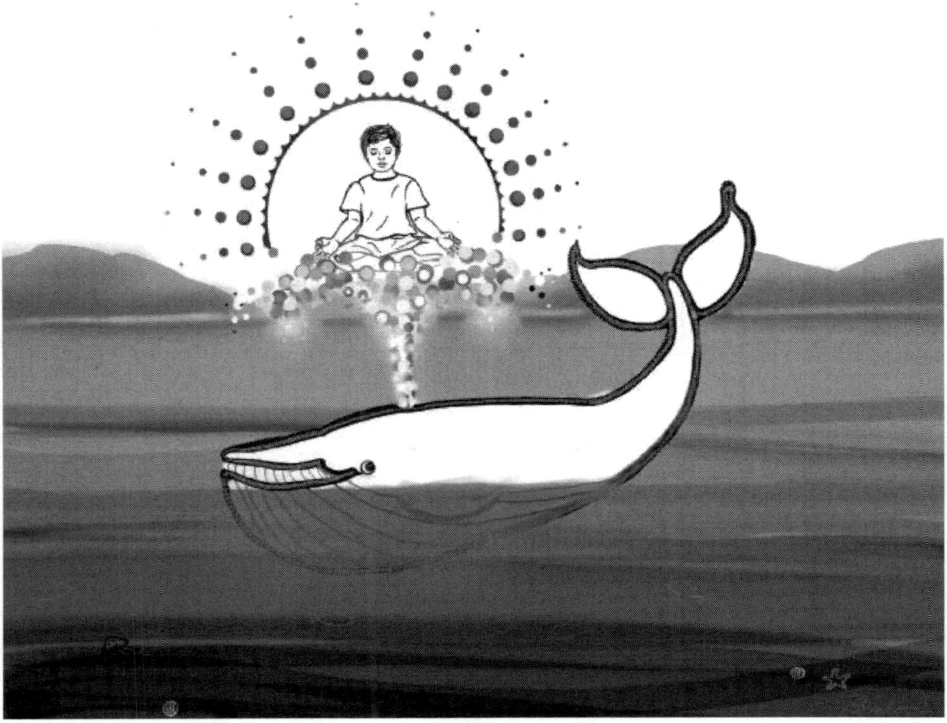

He decided to walk on to the ocean and see if he'd find more animals to ask what yoga meant.

At the ocean he met a huge whale which was surfacing, blowing air out of his blowhole creating a gigantic water spout.

Little Jasper laughed: "Whale, are you doing yoga, too???"

Did you see how I just made myself big and strong and roar loudly?" "Yeees," Jasper answered a little confused, "But...is this yoga?" "Well," the lion said, "Why don't you just try it?"
Jasper made himself really tall and placed his feet in a way he could feel the solid ground underneath. Then he took a deep breath and roared as loud as he could. Wow! He felt strong and powerful! "Look," said the lion and smiled, "Yoga can make you feel as strong and powerful as I am." Jasper liked this a lot. *

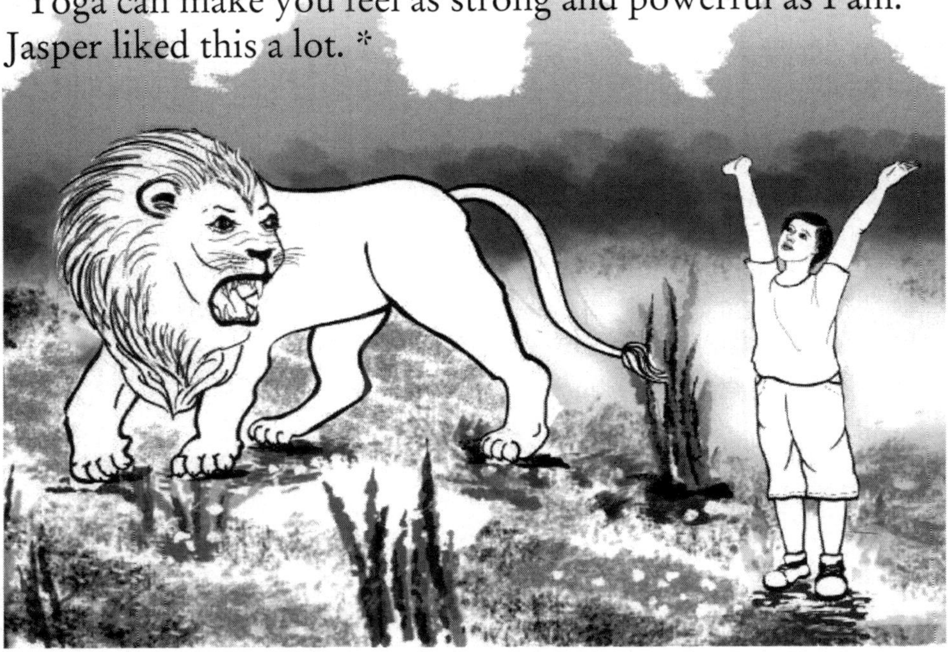

*Because...you know what? Sometimes Jasper didn't feel strong and powerful at all, for example when he had trouble with his classmates at school.

After a while he met a huge lion. He had already heard him roaring - loudly and majestically - from very far. Now he was standing right in front of him. Jasper felt scared and thought about curling up into a little ball like the hedgehog. But then he realized that the lion was actually looking at him in a really friendly way. "Hello," Jasper stuttered, "I am Jasper. I am on a huge journey in order to find out what yoga means."

Little Jasper felt glad. Now he'd already received many answers to his question, made new friends and had a lot of fun. He didn't feel sad like at the beginning of his journey.

Jasper curled himself up into a little ball and felt very safe. It felt like having a cape made of spikes, like the hedgehog's, around his body, protecting him from anything.

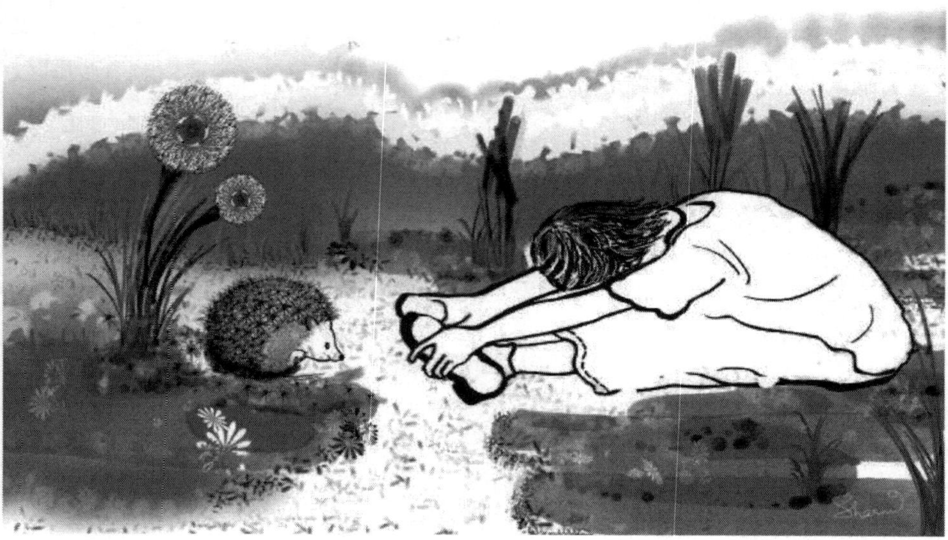

When he turned around he saw a hedgehog, which was looking at him with curiosity.
"Hey hedgehog," he shouted happily, "Look, I'm doing yoga!"

"Yes, I see." said the hedgehog. "Look, I am also doing yoga: Stretching out and then curling up into a little ball."

Little Jasper looked at the caterpillar and automatically started to stretch and reach high. It felt amazing! This way he was able to make himself a lot taller.

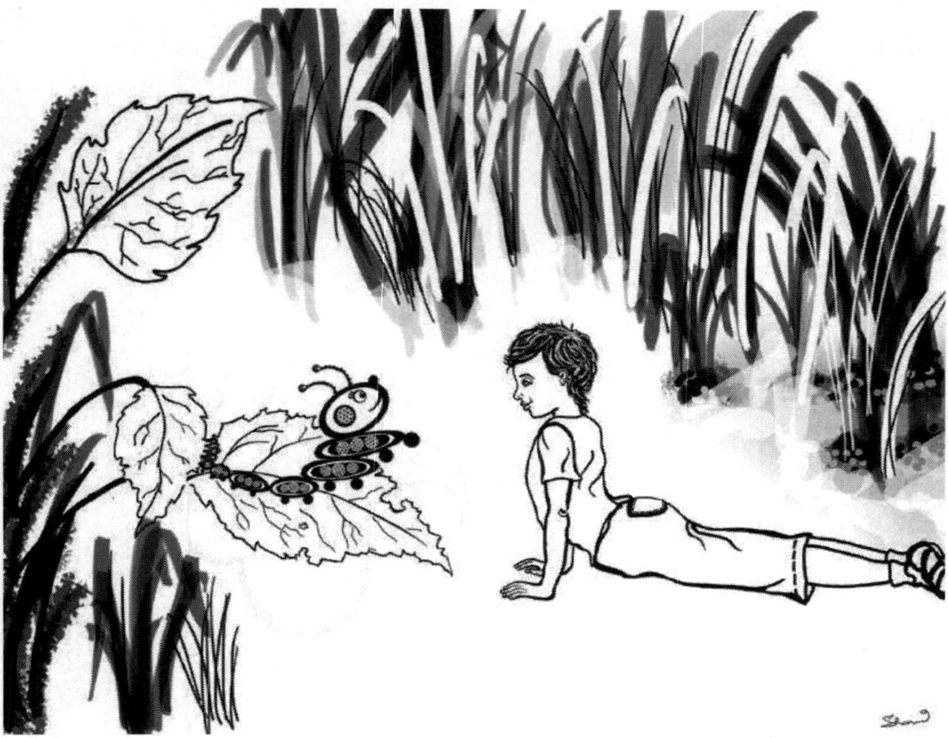

After a while he took a closer look at the apes' tree and discovered a little caterpillar, which was crawling up the trunk.
"Hey little caterpillar! Do you know what yoga is?"

The little caterpillar paused for a moment and looked at him: "Of course! Yoga is streeeeetching yourself and reaching high. Look how I'm doing it."

Jasper started to laugh, because the apes really looked joyful and amusing. He started to imitate them, balancing on one leg and spreading his arms in different directions. He was laughing more and more. It really was a lot of fun!

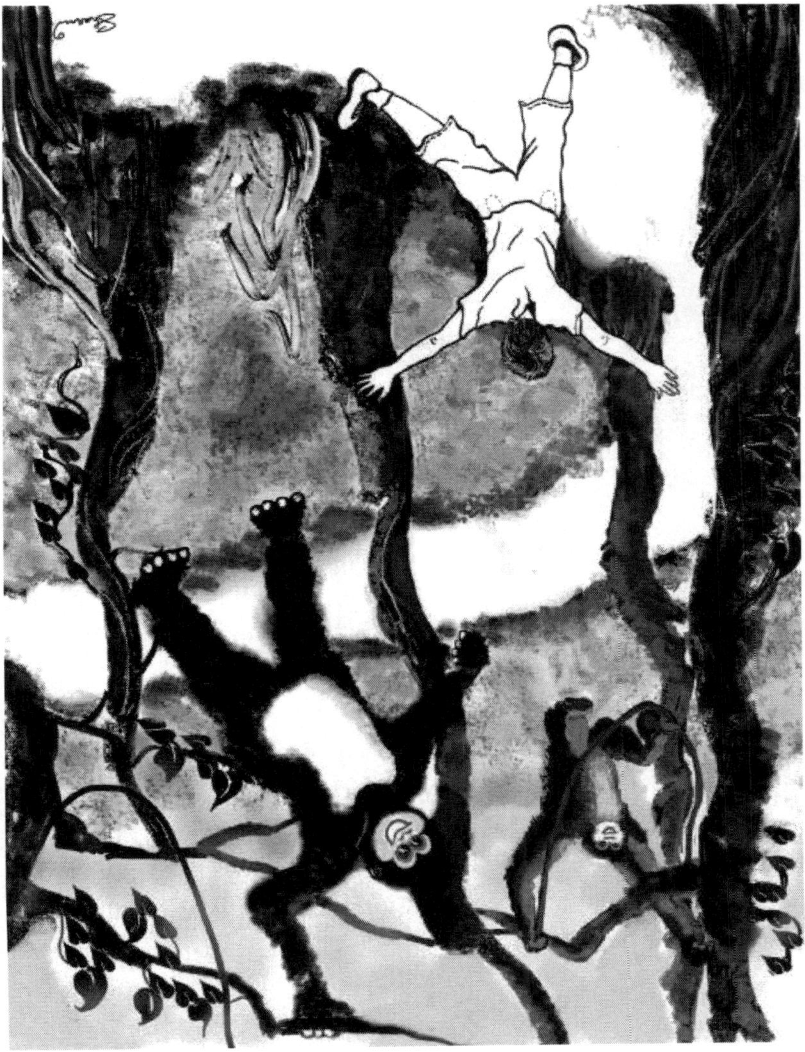

Next, Jasper met the wild apes, which were frolicking in the trees. "Hey apes up there!" Jasper shouted. "Do you know what yoga is?"

"Sure!" the apes shouted, "Yoga is frolicking around and balancing. It's a lot of fun!"

Of course! Yoga is feeling at home with yourself!" the snail said and slowly continued her path along the trail. Jasper stared after her, dazzled. This was complicated! But somehow it sounded exciting. He decided to keep on searching.

Right in front of his house he met the snail, which was moving down the path slowly with her house on her back. "Snail," little Jasper shouted, "Do you know what yoga is?"

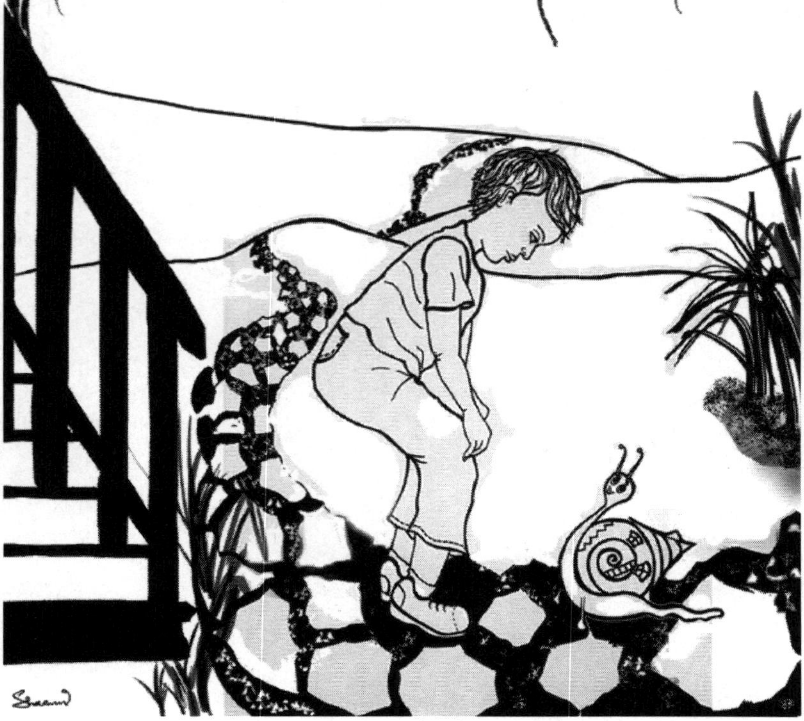

Hey! He had a good idea.

He decided to take a journey to animal-country. He wanted to ask all the animals he met what yoga meant. Maybe this way he would get an idea himself.

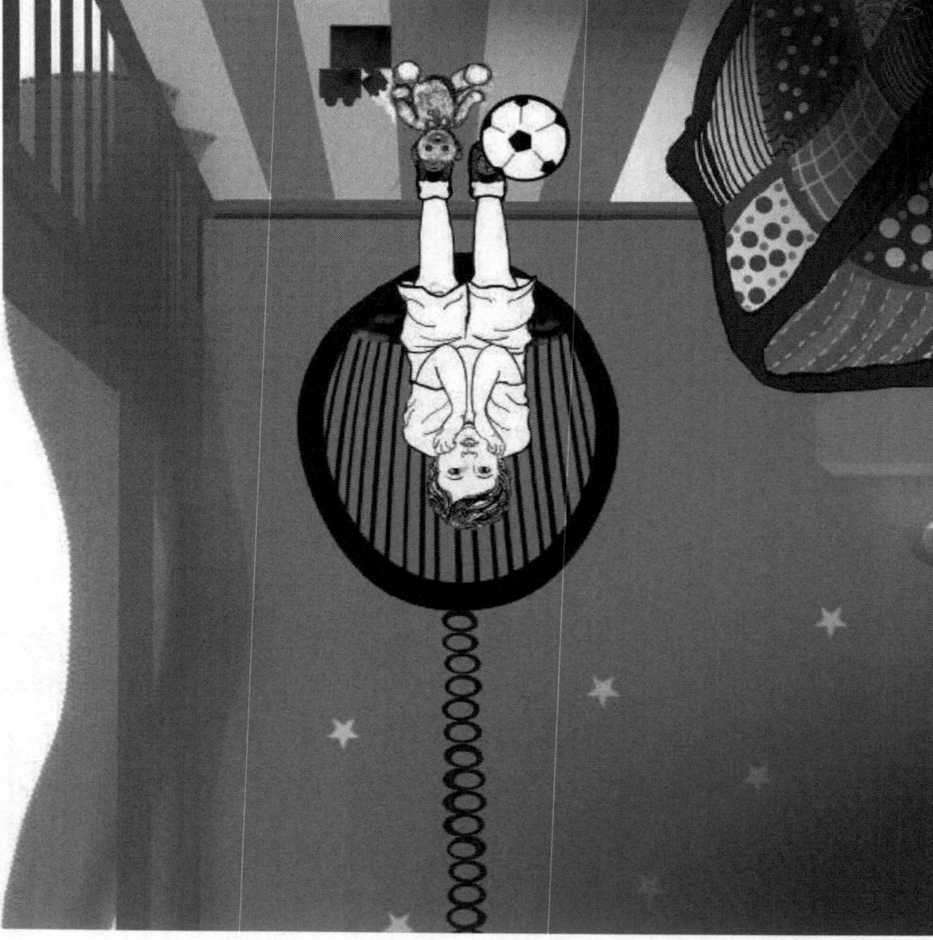

Little Jasper was sitting in his room feeling a little sad. He had heard so many people talking about yoga and how much fun it is, but he just didn't understand what yoga meant ...

Such a weird word! Sounds like yo-yo ... or yogurt...

And those strange, pretzel-like movements ... He had seen his mum doing it ...

And all the poses had animal-names ...

Inga Bohnekamp

Jasper's Journey to the Yoga-Animals

Illustrations: Sharmi Trivedi

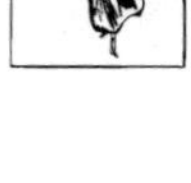

To all the little yogis and yoginis out there...

Jasper's Journey to the Yoga-Animals